HISTOIRE ANECDOTIQUE

DES

DENTS

PAR

HENRY DIDSBURY

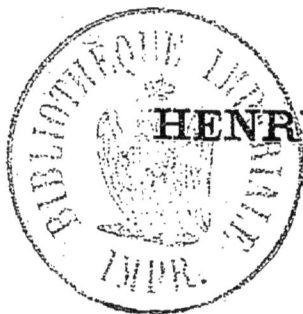

PARIS

IMPRIMERIE DE GEORGES KUGELMANN

13, rue Grange-Batelière, 13.

—

1867

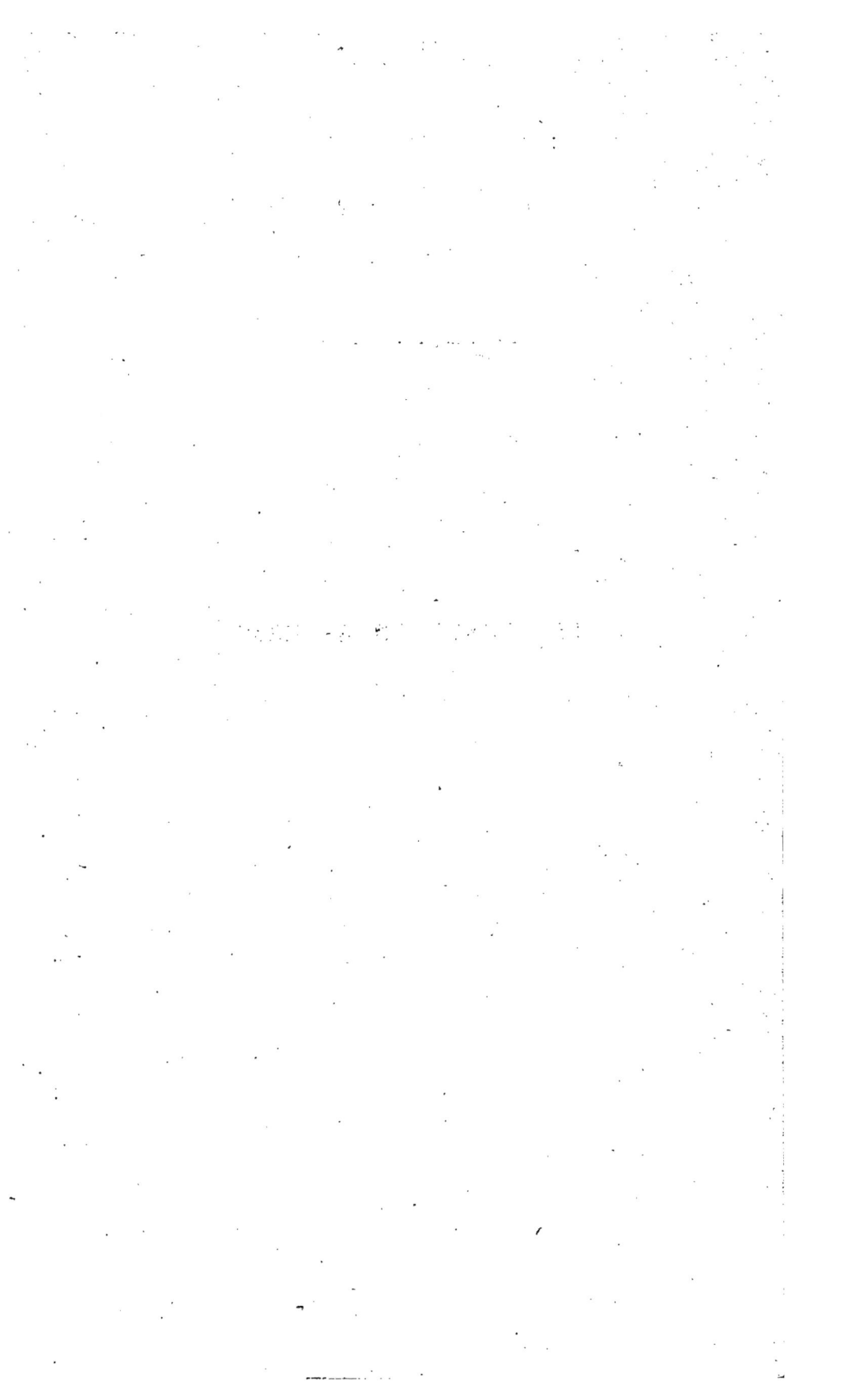

I

DES DENTS EN GÉNÉRAL

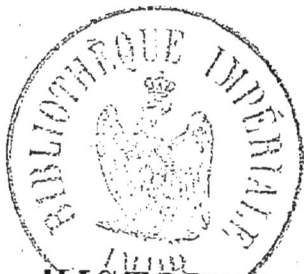

HISTOIRE ANECDOTIQUE

DES

DENTS

Td $\begin{array}{l} 107 \\ 108 \end{array}$

HISTOIRE ANECDOTIQUE

DENTS

———————

I

Des dents en général

Les dents sont considérées avec raison comme le plus bel ornement du visage, auquel elles ajoutent par leur éclat un nouvel agrément.

Le plaisir qu'on ressent à voir une bouche garnie de belles dents, chez une personne dont les traits de la figure sont plus ou moins laids, est doublé par le contraste de la peine qu'on éprouve en voyant une autre personne, belle ou jolie, montrer en parlant ou en souriant des dents laides, noircies par la carie, couvertes d'un tartre épais et d'un enduit limoneux.

Les belles dents sont l'indice certain de la santé, de la fraîcheur de l'haleine, et le sourire s'harmonise merveilleusement avec la blancheur et la régularité d'une denture parfaite.

Aussi, quand on songe à l'importance qu'ont les dents, seulement sous le rapport de la mastication des aliments et sous celui de l'articulation de la parole, on demeure étonné du peu de soin qu'on prend en général de leur conservation.

Chez l'homme adulte, le nombre des dents est de trente-deux, seize à chaque mâchoire; les quatre antérieures ou de face sont nommées dents incisives ou cunéiformes; elles n'ont qu'une racine simple comprimée latéralement.

Les quatre qui viennent immédiatement après les incisives, deux de chaque côté, prennent le nom de dents canines ou conoïdes, laniaires, angulaires, cuspidées, elles n'ont aussi qu'une racine simple. — On appelle vulgairement œillières les deux dents canines de la mâchoire supérieure.

Après les dents canines, viennent deux dents à l'une et à l'autre mâchoire, dont la couronne présente deux tubercules conoïdes et qu'on appelle petites molaires ou fausses molaires, ou encore dents bicuspidées; leur racine est plus ou moins évidemment double.

Les trois grosses dents qui viennent après les petites molaires et qui ont une couronne garnie de plusieurs tubercules et plusieurs racines divergentes, (celles du bas sont convergentes), sont nommées grosses molaires ou vraies molaires ou dents multicuspidées. — La dernière de ces molaires, qui ne vient que tardivement, est appelée dent de sagesse.

Suivant l'examen chimique, les dents sont composées de :

PARTIE OSSEUSE :

Phosphate de chaux	61 95
Fluate de chaux	2 10
Phosphate de magnésie	1 05
Carbonate de magnésie	5 30
Soude et chlorure de sodium	1 40

Cartilages, vaisseaux sanguins et
eau   28 00

L'ÉMAIL :

Phosphate de chaux	85	3
Carbonate de chaux	8	0
Phosphate de magnésie	1	5
Membrane brune, soude et eau	2	0

MM. Fourcroy, Vauquelin et Berzelius ont admis une quantité notable de tissus cellulaires ou cartilagineux dans l'émail des dents. MM. Hatchett et Pepys prétendent au contraire qu'il n'en contient pas.

Un chimiste romain, M. Morichini, découvrit en 1802 le fluate de chaux dans les dents ; M. Berzelius est le seul chimiste qui ait confirmé cette découverte.

La dentition a deux phases distinctes chez l'homme : la provisoire et la définitive.

La première se compose de la pousse des dents de lait au nombre de vingt.

Bien que l'anatomie puisse en découvrir les germes dans les alvéoles maxillaires du fœtus dès le second mois de la grossesse, il est rare que leur éruption se fasse avant le septième mois de la naissance.

Cependant quelques exceptions — qui ne

font que confirmer la règle , ont été obser-
vées ; tels furent, au dire de Pline, Manius Cu-
rius Dentatus, Papirius, Carbo et Valérie qui
naquirent avec des dents.

Et dans des temps plus rapprochés de nous,
Louis XIV, dont la précoce dentition fut,
dit-on, constatée par les médecins.

Les vingt premières dents ou dents de lait
tombent lorsque l'enfant a atteint l'âge de sept
à onze ans pour faire place aux dents per-
manentes.

Cependant, chez quelques individus, toutes
les dents de lait ne tombent pas et il pousse à
côté d'elles des surdents — généralement incisives. Néanmoins, c'est une assez rare exception, et ce qui donne lieu à la croyance des
surdents, c'est que parfois la dent de lait est
exceptionnellement forte et garde sa place,
alors même que pousse la dent de seconde
dentition, qui est prise pour surdent, bien
que généralement, dans ce cas, elle avorte.

On prend aussi parfois une dent mal rangée
et placée au devant d'une autre pour une
surdent.

Donc, nous le répétons la surdent est une
exception.

Les anciens voyaient dans ce fait d'une surdent isolée un présage soit heureux, si c'était
une canine de droite qui était double — mal-
heureux, si c'était une canine de gauche.

Agrippine, la mère de Néron, avait une
dent canine de droite double, et les devins lui
prédirent sans cesse d'heureux événements.

Thomas Barthelin rapporte que Louis XIII
avait une triple rangée de dents.

Une anomalie très rare, c'est la présence
d'une ou de plusieurs dents à la voûte du
palais.

Plutarque prétend que Pyrrhus, au lieu
d'avoir seize dents à la mâchoire supérieure,
n'en avait qu'une seule qui se prolongeait
dans toute l'étendue du bord alvéolaire.

Pline cite aussi un fils de Prussias, roi de
Bithynie, dont la mâchoire offrait la même
particularité.

L'encyclopédie nouvelle qui rapporte ces
faits les révoque en doute avec raison. « Il est
permis de penser, dit-elle, que ceux qui ont
vu et signalé cette étrange disposition s'en
sont laissé imposer par une couche de tartre
qui recouvrait toute une arcade dentaire et lui
donnait l'apparence d'une seule pièce.

C'est, selon nous, l'explication la plus simple et la plus logique de cette étrangeté prétendue.

Revenons aux phénomènes de la formation, de l'accroissement et de la sortie naturelle des dents.

La seconde dentition, dite permanente, adulte ou de remplacement, se compose de trente-deux dents; elle a lieu vers l'âge de sept ans et se produit au fur et à mesure que tombent les dents de la première dentition, aussi elle est assez longue à se compléter.

De sept à neuf ans, d'ordinaire, les incisives sont remplacées; de dix à onze sortent les canines et les premières petites molaires, les autres viennent de dix-huit à vingt-cinq.

Bien qu'une mâchoire, pour être complète, soit ordinairement composée de trente-deux dents, beaucoup ont atteint leur développement normal lorsqu'elles en ont vingt-huit. Le nombre de vingt-huit est même plutôt le nombre réel de la généralité que celui de trente-deux, les quatre complémentaires, dites dents de sagesse, n'étant en quelque sorte qu'une réserve de la nature, destinée à suppléer à la perte prématurée des quatre premières grosses dents. Aussi le développement des dents de sagesse détermine quelquefois des accidents plus ou moins graves dont l'exposé, même sommaire, est presque complétement passé sous silence par les auteurs classiques.

La sortie des dents de sagesse, ainsi que l'a remarqué le docteur Icard, a lieu, le plus ordinairement, de dix-huit à vingt-cinq ans. Il n'est pas rare pourtant de rencontrer des personnes chez qui cette éruption ne s'est faite qu'à l'âge de trente, trente-cinq et même cinquante ans.

M. Toirac a même rapporté l'observation d'une femme âgée de cent trois ans, dont la dent de sagesse, du côté droit de la mâchoire inférieure, était sur le point de percer la gencive. Nnous ne garantissons pas le fait.

Ainsi, à l'époque où l'apparition de la dent de sagesse a lieu le plus habituellement, les progrès de l'ossification ont rendu les alvéoles moins aptes à se laisser distendre et à se prêter à son développement. Ajoutez à cela que les autres dents, développées déjà depuis longtemps, ont, quand une résistance quelconque s'est opposée à leur évolution, gagné la partie postérieure de la mâchoire et ont pressé plus ou moins sur le follicule et l'alvéole de la dent de sagesse. Ces dispositions anatomiques, par la gêne qu'elles apportent au mouvement excentrique de la dent, donnent naissance à des douleurs plus ou moins vives, des stomatites, des fluxions, qui se terminent par des abcès, des fistules ou occasionnent la carie ou la nécrose d'une portion plus ou moins étendue des os maxillaires.

MM. Bérard et Oudet ont fait connaître deux cas de mort, dus aux accidents produits par les dents de sagesse.

Nous ne pouvons mieux faire, pour donner une idée exacte de l'importance qu'ont les dents, sous le rapport fonctionnel, que de rapporter l'opinion de M. Blandin, telle que l'éminent professeur l'a formulée.

« Les dents jouent dans l'économie de l'homme un rôle d'une importance assez grande et assez variée. Elles concourent à former une barrière qui retient la salive dans l'intérieur de la bouche ; elles agissent dans la préhension, dans la mastication de certains aliments, dans la prononciation ; elles sont susceptibles de recevoir des corps extérieurs et de transmettre certaines impressions; enfin, elles peuvent même, jusqu'à un certain point, être un moyen d'attaque et de défense.

Toutes les dents peuvent être employées à la préhension des substances solides, mais le plus souvent ce sont les incisives qui sont chargées de ce soin ; ces dents pressent en sens opposé le corps qui doit être porté dans les voies digestives et en séparent une portion plus ou moins considérable. Les incisives sont disposées merveilleusement pour cette fin, car elles sont tranchantes à leur extrémité libre et se croisent, de manière à agir comme des branches de ciseaux. Mais, d'un autre côté, placées à l'extrémité du levier des mâchoires, elles sont assez mal disposées pour presser avec force les corps qui leur sont opposés; aussi, lorsque ceux-ci doivent offrir une très grande résistance à la section, est-il nécessaire de les présenter aux incisives sous un petit volume, afin de ne pas avoir un grand écartement de la mâchoire inférieure, circonstance dans laquelle les muscles éléva- teurs de celle-ci, dirigés plus obliquement, auraient une force efficace d'autant moins grande.

Les dents canines sont plus propres à déchirer qu'à couper les aliments; à la faveur de la pointe de leur couronne, elles peuvent pénétrer plus profondément les substances qui leur sont opposées, et la longueur de leur racine leur permet de résister avec une grande énergie. Ajoutons que les canines sont déjà placées plus près du point d'appui du levier maxillaire que les incisives et que, pour cette raison, elles rendent plus avantageux à la puissance, le levier par lequel elles agissent.

Les molaires ne sont que rarement employées à la préhension des aliments, parce que leur forme, les rend tout à fait inhabiles à les diviser ou à les déchirer; leur secours n'est guère invoqué que dans le cas où l'on veut faire concourir à la préhension la main d'une part, et les muscles extenseurs de la tête de l'autre. Mais alors les molaires agissent seulement comme une pince avec laquelle on retient le corps que l'on veut déchirer, soit qu'on le tire avec la main, en résistant seulement au moyen des muscles de la nuque, soit qu'on le sollicite en sens contraire avec ces deux puissances. Les molaires, au reste, sont aussi bien disposées pour exercer une forte pression

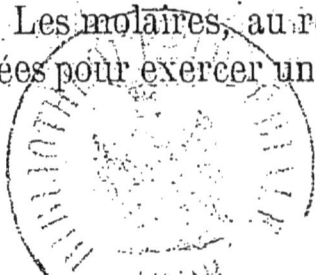

qu'elles le sont mal pour trancher ou pour
lacérer; non-seulement, en effet, elles sont
très rapprochées du point d'appui par lequel
elles agissent, ce qui donne très peu de longueur relative au bras de la résistance, mais
encore à la faveur de l'engrènement récipro-
que de leurs cuspides, elles retiennent les
corps comme le sont ces pinces qu'on appelle
à dents de loup et ne peuvent presque pas
lâcher prise. C'est plutôt, cependant, chez les
animaux carnassiers que chez l'homme, que
les molaires deviennent instrument de préhension ; chez nous, les incisives et les canines en servent bien plus souvent.

Mais si les dents molaires sont, chez l'homme, peu utiles à la préhension des aliments,
il n'en est pas de même pour la mastication ;
elles réunissent en effet, les conditions les
plus avantageuses pour écraser et réduire en
parcelles fines les substances qui sont sou-
mises à leur action ; leur couronne est large à
son sommet et munie de quelques inégalités
qui alternent d'une mâchoire à l'autre, de
sorte qu'elles peuvent retenir longtemps les
substances sur leur surface, de manière à en
mieux assurer la trituration. Si l'on ajoute,

enfin, que les molaires sont pourvues d'une racine souvent subdivisée en plusieurs branches reçues dans des alvéoles particulières, on verra que tout, chez elles, a été calculé pour en faire des instruments très parfaits de mastication. Ajoutons que, d'ailleurs, leur nom même l'indique, car *molaire* n'est que la traduction du mot latin *molar*, meule, dont *molaris*, propre à mordre.

Les anciens croyaient que les dents étaient absolument incombustibles et qu'elles l'étaient seules entre toutes les parties du corps; c'est pourquoi ils les plaçaient avec grand soin dans des urnes, parmi les cendres des morts.

Un médecin danois, nommé Hagerup, soutint, au siècle dernier, dans une thèse restée célèbre, qu'on pouvait entendre par le secours des dents, et il se basait sur l'habitude qu'ont effectivement les sourds d'ouvrir la bouche quand on leur parle, comme, si la bouche ouverte, ils obtenaient plus facilement la perception des sons.

On ne peut entendre à l'aide des dents, cela est incontestable ; néanmoins, ce qui peut produire une sorte de confusion dans la pensée, à ce propos, c'est la communication que l'oreille interne a avec la bouche par la trompe d'Eustache.

Hippocrate regardait comme le signe certain d'un prochain délire les mouvements convulsifs de la mâchoire inférieure.

Prosper Alfin confirma par sa propre expérience le jugement d'Hippocrate à cet égard.

C'est aussi, selon lui, un fort mauvais signe que les dents paraissent défraîchies, car, dans l'un comme dans l'autre cas, le cerveau est affecté.

Homère a donné une bien curieuse définition des dents; selon lui, ce sont « de petites barrières imposées par la nature aux écarts de la langue et aux abus de la parole.

Aristote s'occupa particulièrement des dents, et il avança que ceux qui avaient beaucoup de dents jouissaient ordinairement d'une vie plus longue que ceux qui en étaient moins amplement pourvus.

Pline nous apprend qu'Hercule vint au monde avec une triple rangée de dents. Ce qui est plus que contestable.

C'est à Abulcasis, qui fut contemporain de Galien, qu'on doit l'invention des dents artificielles; il a été le premier qui ait enseigné qu'on pouvait remplacer les dents tombées par d'autres.

Le bon Ambroise Paré, lui, ne voyait pas d'autre moyen que la transplantation.

« Un homme digne d'être cru m'a affirmé qu'une princesse, ayant fait arracher une dent, s'en fit remet re subit une d'une sienne demoiselle, laquelle se réprint, et, quelque temps après, mâchait dessus comme sur celle qu'elle avait fait arracher. Cela ay-je ouy dire, mais je ne l'ay pas veu. »

Thomas Bartholin et Genga, rapporte l'auteur de l'anatomie du système dentaire, ont fait mention d'une dent qui occupait tout le contour du bord alvéolaire, et le premier, dit avoir vu un homme qui avait une dent de fer; il donne même quelques raisons futiles pour expliquer ce fait. Puisque je suis sur ce sujet, je parlerai aussi de cette fameuse dent d'or dont des auteurs plus récents se sont tant occupés, et au sujet de laquelle ils se sont épuisés en explications ridicules et en commentaires puérils.

Ungebaur, qui s'est justement moqué de la crédulité de ceux qui ont ajouté foi à ce conte

absurde, croit pouvoir expliquer l'erreur par
ce qui arrive parfois aux ruminants, dont les
dents prennent la couleur des plantes à sucs
jaunes dont ils se nourrissent. On lit, dans
une dissertation de Fulschius (*de vacillat et
palingenesia dentium*), que Rhumbaumius a
vu un enfant qui avait soi-disant une dent
d'or. On le montrait au public pour de l'argent et comme une rare curiosité. Rhumbaumius, ayant fait venir un orfévre, lui fit prendre une parcelle de la dent et la lui fit ana-
lyser. L'orfévre déclara que c'était bien de l'or.
Cependant, le lendemain Rhumbaumius exa-
mina de nouveau l'enfant, mais il s'aperçut
qu'il n'y avait plus aucune trace du petit em-
prunt qu'on avait fait la veille à la dent. Il se
douta alors d'une supercherie, et en effet,
après avoir examiné avec plus de soin qu'il
ne l'avait fait jusqu'alors, il vit un petit trou
au niveau de la gencive, et parvint à déta-
cher une lame d'or qui recouvrait une dent
naturelle.

Les poètes ont de tous temps chanté les
belles dents. On se rappelle ces deux vers de
Millevoye :

Et l'émail de tes dents est plus blanc que la laine
De l'agneau qu'a baigné la limpide fontaine.

La Landelle a dit, en parlant d'une frégate :

Et sa poupe arrondie et maints autres appas
Qu'en termes trop marins je ne nommerai pas;
Ses dents sont les canons dont on la voit armée;
Vigoureuse matrone; elle porte une armée.

Car, en termes de matelots, les rangées de canons d'un navire sont des rangées de dents.

Les dents, pour constituer une belle mâchoire, doivent être petites, courtes, de forme élégante, bien rangées, convenablement espacées et d'une blancheur mate, car on remarque, a dit M. Desbordeaux dans son excellente orthopédie, que celles d'un blanc de lait particulières aux scrofuleux sont sujettes à jaunir et à se carier.

Les premiers soins que l'on doit prendre de ces organes de la mastication peuvent commencer dès l'époque où ils sont sur le point de percer des gencives. C'est l'instant où l'ossification étant assez avancée pour que les os soient capables de résister aux efforts des muscles, la nature dépose l'excès de phosphate calcaire dans les cellules membraneuses et transparentes des dents, qui alors se durcissent, s'allongent et sortent de leurs alvéoles.

Ce travail de la dentition, qui n'occasionne de trouble dans l'économie animale et n'éprouve en général d'obstacle que par le défaut de vie, est d'autant plus rapide que la force assimilatrice est plus complète.

Les alvéoles destinées aux dents pourvues de plusieurs racines, c'est-à-dire aux molaires, sont divisées en deux ou trois cavités au moyens de cloisons, de manière à ce que chaque branche de la racine de la dent ayant son alvéole à part, soit plus solidement fixée.

Les alvéoles sont percées à leur fond de trous, par lesquels passent les vaisseaux et les nerfs dentaires.

Chez les jeunes enfants, l'alvéole proprement dite n'existe qu'à l'état de sillon dans lequel sont rangés les germes dentaires.

La beauté des dents ne consiste pas uniquement dans leur forme et la blancheur immaculée de leur émail, il faut en outre

qu'elles occupent leurs alvéoles sans se dé-
passer.

L'altération dans les dimensions maxillaires et la saillie inégale des lèvres qui sui-
vent le déplacement extérieur d'un ou de deux
de ces petits os, s'opposent à l'aisance de la
parole et de la mastication, en même temps
qu'elles frappent désagréablement la vue.

Cette difformité de la bouche peut préve-
nir des surdents ou dents de lait restées après
la seconde dentition, ou de la mauvaise conformation des mâchoires.

On attribue généralement les accidents de
la dentition à la distension et à l'ulcération des
gencives, effet de la sortie des dents. M. Clendon repoussa cette explication dans un article du *The British Medical journa'*. Selon lui, la
nature providentielle ne peut avoir créé une
cause universelle de dangers pour les enfants.
Par le fait, on en voit et beaucoup qui échap-
pent complétement à cette source d'accidents;
repoussant donc l'interprétation admise jusqu'ici, M. Clendon fut d'avis que la dentition
ne devient quelquefois un acte pathologique
que lorsque le développement des germes
dentaires contenus dans les os ne se font pas

l'un et l'autre dans une proportion nor-
male.

C'est une opinion qui peut être soutenue
mais qu'aucune preuve n'appuie.

II

DE LA BEAUTÉ DES DENTS

II

De la beauté des dents

Les idées des divers peuples sur la beauté des dents diffèrent considérablement; tandis que les Européens tiennent à honneur de montrer des dents blanches, les Japonais teignent les leurs en noir, ainsi que les Javanais, qui emploient à cet effet une dissolution de fer et de grenade verte, appelée Bagnion.

Cependant, nous nous défions un peu du motif qu'on allègue généralement, en prétendant que c'est uniquement par amour du noir que les Javanais en usent de la sorte.

Il y a une autre raison.

C'est tout simplement pour dissimuler, de cette façon, les ravages causés aux dents par le déplorable usage du bétel.

En France, la régularité de la mâchoire es une beauté; les Péruviens et les habitants de plusieurs contrées de l'Océanie se font arracher une incisive par coquetterie.

Certaines bayadères de l'Inde ont l'habitude de se couvrir les dents d'une plaque d'or lorsqu'elles chantent.

Les nègres du Congo, les Mandingues se font limer en pointe les incisives, mais chez eux ce n'est pas un motif de coquetterie qui les guide—c'est la nécessité. Les gens de ces tribus se nourrissent de viande crue, et ils ont besoin d'avoir les dents disposées à la façon des animaux carnassiers, car toutes les dents sont tranchan es, excepté une, chez les lions, les tigres, les chats, et toutes sont tuberculeuses, au contraire, chez l'ours et dans les espèces animales qui peuvent se nourrir de végétaux.

La perte des dents incisives et canines supérieures et inférieures figure au tableau des infirmités qui rendent inhabile au service militaire.

Un journal, l'*Evénement médical*, a publié tout récemment un travail très curieux sur les altérations du système dentaire.

De ce travail, il résulte que le tableau comparatif des exemptions du service militaire pour mauvaise denture, donne le Puy-de-Dôme, la Haute-Loire, le Finistère, le Rhône, comme étant les départements où l'on a de meilleures dents, tandis que l'Oise, la Seine-Inférieure, l'Eure et la Dordogne sont ceux où on les a le plus mauvaises.

La conclusion à laquelle arrive l'auteur, M. Magitot, est que, toutes causes étudiées, les fleuves, l'humidité, le voisinage de la mer, les populations de la France se divisent, au point de vue des dents, en deux grandes familles : 1º la famille gauloise, à individus petits, trapus, à cheveux et yeux noirs et à dentition robuste; 2º la famille kimrique, à individus grands, blonds, ayant les yeux bleus et dont l'organisation dentaire est défectueuse.

L'adoption du fusil à aiguille aura pour effet de supprimer du tableau d'exemptions celles provenant du défaut d'incisives.

Ils sont nombreux les auteurs anciens et

modernes qui ont écrit sur les dents. Pour ne
citer que ceux dont nous avons dû consulter
les travaux, il faut nommer Hippocrate, Aris-
tote, Archigène, Aretée Pline, Actius, Rhazes,
Abulcasis, Benedictus, Paracelse, Fracassator,
Vesale, Eustache, Sylvius, Columbus, Fallope,
Ingrassias, Ambroise Paré, Coïter, Rousset,
Plater, Forestus, Spiegel, Scaliger Kerkring,
Becker, Schrœder, T. Bartholin, Genga, Ungebaur, Diemerbrœck Gagliard, Fredericus,
Higmore, Duverney, Bidloo Clopton Havers,
Verheyen, Raw, G. Tenn, Sermes, C. Schwardt,
Fauchart, Langius, Deichmann Kormann,
Janeke, Ludwig, Bertin, Haller, Lassone,
Bourdet, Spallanzi, de la Fière, Jourdain, Al-
binus Courtois, Auzebi, Sabatier, Wooffen-
dale, Tenon, Bichat, Borzelius, Cuvier, Blan-
din, et nombre d'autres plus modernes et
dont les utiles travaux ont jeté de vraies lu-
mières sur cette branche de la connaissance
du corps humain.

Mais il faut se tenir en garde contre certaines exagérations des anciens, reproduites
et souvent encore embellies par les modernes.

La nature, bizarre parfois dans ses conceptions, produit de surprenants effets, mais à toutes les époques, l'amour du merveilleux a plus fait que la nature elle-même, et bon nombre de soi-disant phénomènes peuvent être mis au rang des fables, tout comme les pratiques de bonne femme, accomplies, en vue d'être préservé de la chute des dents.

Nous ne raconterons pas ici tous les horoscopes tirés de l'état des dents—encore moins les remèdes que la crédulité populaire invente contre le mal dentaire, — un volume ne suffirait pas; et, chose bizarre, de nos jours comme au temps des Grecs et des Romains, malgré les progrès de l'art et de la science, ils dérivent de la même naïveté; croirait-on qu'il y a vingt ans, on disait encore en Lorraine, qu'en récitant dévotement un *Pater noster* entre les deux élévations d'une messe toutes les fois qu'on assiste à cet office, on serait non-seulement préservé de cette cruelle douleur, mais encore que l'on conserverait ses dents bonnes et entières tout le reste de sa vie.

Quelques habitants de cette province plaçaient encore dans des trous de souris les petites dents de lait qui tombent aux enfants, dans la persuasion qu'il leur en reviendra très promptement d'autres, plus belles et plus fraîches que celles qu'ils ont perdues.

L'auteur des usages et costumes de la Lorraine, M. Richard, a constaté, dans son savant ouvrage, l'existence de ces curieuses superstitions.

Nous l'avons dit, l'exagération fut souvent le péché mignon des écrivains qui ont traité des dents. C'est ainsi que Kormann prétend que, du temps de Tibère, on trouva en Sicile des cadavres ayant appartenu à l'espèce humaine, qui avaient des dents longues d'un pied.

Les dents jouent un certain rôle dans les sciences occultes : les anciens traités des songes leur consacrent un article particulier qui mérite d'être cité. Selon les devins égyptiens, songer qu'on fait arracher des dents, signifie affront et chagrin; sentir qu'on les arrache, dénote qu'on apprendra la mort de quelqu'un; les voir arracher à d'autres, dénote qu'un de vos amis vous fera un aveu de crimes; songer qu'on en a perdu une, c'est la perte d'un parent; les avoir fort belles, signifie prospérité et amitié.

Cette interprétation s'est propagée d'âge en âge.—Les bonnes femmes qui font métier de devineresses s'y conforment rigoureusement.

Mais laissons là ce côté puéril de la physiologie des dents, et revenons aux choses sérieuses :

Le *Dictionnaire universel de médecine* contient d'excellents conseils à propos de l'hygiène de la bouche.

Les lotions d'eau froide sur la tête, l'habitation des pays marécageux, appartements humides, sont nuisibles aux dents; leurs maladies et leur perte n'ont souvent reconnu que ces causes; il faut éviter également les boissons froides après des aliments chauds et *vice versa*.

On doit avoir soin de tenir un mouchoir sur la bouche en sortant, en hiver, d'un salon dont la température est très élevée. Cette recommandation s'adresse particulièrement aux personnes qui ont la lèvre inférieure un peu courte.

J'ai été à même de remarquer que ce vice de conformation contribuait souvent à la carie des dents chez l'homme, et j'ai fait la même sur les chiens à deux nez, lorsque la division était très prononcée.

Ne pas casser des corps trop durs, éviter les chocs et les percussions, ne pas faire de ses mâchoires un tire-bouchon ni un étau.

Des dames, quand elles brodent, ont assez souvent la mauvaise habitude de couper leur fil avec les dents ; il en résulte, à la longue, une difformité très apparente. Il en est de même des fumeurs, qui se servent de pipes de terre ; il suffit d'en entourer l'extrémité avec un peu de soie ou un tuyau de plume pour éviter cet inconvénient. Les Anglais usent d'une précaution plus simple et plus facile à prendre ; ils garnissent l'extrémité de leur pipe de cire à cacheter.

Puisque nous en sommes sur le chapitre de la pipe, ne manquons pas de dire — bien que cela n'empêchera personne de fumer, que le tabac exerce une action fâcheuse sur les dents, et, à ce propos, quelques lignes empruntées à un excellent article publié dans un journal par le docteur Jolly.

« Tous les tabacs n'ont pas la même puissance toxique empoisonnante, laquelle est due à la proportion de nicotine qu'ils contiennent; ainsi les tabacs du Levant, de Grèce et de Hongrie en contiennent à peine. Celui de la Havane, du Brésil, en contient 2 pour 100, tandis que celui de Lot-et-Garonne et du Lot en contient 7 et un tiers pour 100.

« Aussi l'observation n'a pu encore constater l'existence des nombreuses maladies nerveuses produites par le tabac dans les localités du Levant, où l'on ne fume que du tabac sans nicotine.

« En général, les fumeurs ont les lèvres et les gencives rouges et tuméfiées; leurs dents deviennent d'abord jaunes, puis noirâtres, et s'altèrent dans leur émail de manière à ne plus conserver que leur substance osseuse dont la carie achève tôt ou tard la destruction, chez ceux du moins qui font le plus abus du cigare, ce qui faisait dire à un habile dentiste (le Dr Toirac) que le seul abus du tabac pouvait suffire à défrayer son art... Mais il y a quelque chose de plus grave à craindre, dans l'abus de la pipe ou du cigare : c'est le cancer des lèvres, devenu plus fréquent depuis quelques années, et ici il n'y a pas lieu non plus de mettre en doute la nature de la cause, car on sait que le cancer des lèvres atteint presque exclusivement les hommes qui abusent de la pipe.

« Il résulte, en effet, d'une statistique du cancer, que cette maladie figure à peine pour un centième chez la femme; — le cancer de la langue a été si souvent observé comme effet de l'abus du tabac, qu'il pourrait, tout aussi bien que celui des lèvres, mériter le nom de cancer des fumeurs.

Revenons aux prescriptions indiquées :

Ne pas laisser séjourner d'aliments entre les dents et dans les cavités qu'elles pour raient présenter; la putréfaction qui en ré sulte donne une mauvaise odeur à l'haleine et vicie la salive; il est donc essentiel de se passer de l'eau dans la bouche après les repas et de faire quelquefois usage de la brosse, et même d'un cure-dents.

Ajoutons cependant que s'il est bon de se rincer la bouche, il n'est nullement néces saire que ce soin soit pris à table et en pré sence des convives. La propreté n'appelle pas absolument le sans-gêne.

Quant au cure-dents, on ne doit s'en servir que pour enlever une obstruction gênante, telle qu'un filet nerveux, ou toute autre chose qui a pu se placer de façon à faire coin entre deux dents.

Se garder de faire abus des poudres dentifrices, surtout de celles qui sont rudes e acides; elles ont la funeste propriété d'user et de détruire l'émail.

Enfin, se faire visiter de temps en temps la bouche par un dentiste instruit et expérimenté.

Les personnes dont l'haleine est désagréable doivent, plus que toutes les autres, se donner les soins que nous avons indiqués.

Le docteur Constantin James est d'un avis à peu près semblable dans le parallèle qu'il a spirituellement fait entre la toilette d'une Romaine au temps d'Auguste et les cosmétiques d'une Parisienne au XIXe siècle :

« Les cosmétiques de la bouche ont pour principal but de conserver aux dents leur éclat, tout en évitant de porter atteinte à leur solidité. Ce qui ajoute aux difficultés du problème, c'est que les dents tiennent tout à la fois des tissus vivants par les vaisseaux qui s'y rendent, et des tissus organiques par l'étui calcaire qui les revêt. La moindre fausse manœuvre peut donc les altérer ou même les compromettre au point d'en nécessiter l'extraction. Reste, il est vrai, la ressource des dents artificielles, et, à en croire ceux qui ont pour mission de les poser, on ne saurait aussi que gagner au change. En effet, ces dents, par la facilité que l'on a de les renouveler, sont toujours belles, toujours jeunes, toujours égales en symétrie et en nombre; elles pourront, par d'habiles ajustages, restituer aux gencives l'incarnat qui leur manque; enfin, dans les vitrines où elles sont exposées, on les voit se mouvoir elles-mêmes, sans effort et sans bruit, comme si l'art devait un jour éviter jusqu'aux fatigues de la mastication.»

En Grèce comme à Rome, les fausses dents étaient en usage. Les grandes courtisanes grecques se brossaient les dents avec des brosses chargées de poudre aromatique. Celles qui les avaient belles riaient sans cesse pour les montrer; celles, au contraire, dont les dents étaient jaunes ou mal rangées, tenaient toujours entre les lèvres une petite branche de myrte qui cachait les dents lorsqu'elles étaient forcées d'ouvrir la bouche ou de sourire.

Les belles Athéniennes avaient d'ailleurs, tout comme nos Parisiennes à la mode, grand souci de leur personne, et les soins de la toilette étaient infinis. Non seulement les dents étaient brossées minutieusement, mais la langue était râclée avec une lame d'ivoire, et une liqueur odoriférante, conservée pendant quelque temps dans la bouche, servait à rafraîchir et parfumer l'haleine.

Martial, cet « enfant terrible des poètes de son temps, » nous montre que les Romains connaissaient et pratiquaient l'art dentaire.

Il cite un certain Cascellius, qui se vantait d'arracher ou de conserver les dents malades au choix de ceux qui en souffraient.

Eximit aut reficit dentem Cascellius ægrum.

« Cascellius enlève ou répare les dents malades. »

Cascellius, non-seulement soignait les dents, mais il les plombait, et au besoin les aurifiait, absolument comme le fait un dentiste moderne; d'autres avaient pour spécialité la pose des fausses dents. Ils employaient, dit l'auteur de la *Toilette d'une Romaine, au temps d'Auguste*, divers mastics qu'ils savaient composer avec beaucoup d'art et dont chacun se vantait d'avoir la meilleure recette. Quelquefois ils se servaient tout simplement d'os ou d'ivoire.

« Quant au mode opératoire, on se contentait, d'habitude, de fixer les dents à l'aide de crochets d'or, méthode qui remonte aux époques les plus reculées, puisque l'article X de la loi des Douze tables (450 ans avant Jésus-Christ), qui défendait, sous des peines sévères, d'ensevelir les morts avec de l'or, avait fait une exception formelle en faveur de ceux dont ce métal servait à lier les dents : « *Auro dentes vincti.* »

« Quelquefois, on fabriquait des râteliers qui pouvaient être ôtés ou remis à volonté. C'est à un appareil de ce genre que Martial fait allusion, quand il reproche si cruellement à la pauvre Galla « de quitter le soir ses dents avec autant de facilité que sa robe. »

Il les poursuit à outrance les belles Romaines dont la dentition est postiche, et c'est ainsi qu'il dit : Thaïs a des dents noires, Luconie des dents d'un blanc de neige : d'où vient cette différence? C'est que l'une en a de fausses, l'autre de vraies!

Les dents artificielles furent parfois des dents humaines, mais le plus souvent on les a fabriquées avec des dents d'hippopotame, ou bien avec de la pâte de porcelaine ou quelque autre composition minérale. Celles-ci ont sur les dents faites avec une substance organique l'avantage de ne point s'altérer.

Jusqu'au dix-huitième siècle on les fabriquait exclusivement en ivoire; mais comme l'ivoire jaunit, nous voyons les anciens employer d'autres matières. Fabricius conseillait de faire des fausses dents avec l'os de la jambe d'un jeune taureau.

Plus tard, on remplaça l'ivoire par les dents d'hippopotame.

Guillemeau fut le premier qui donna la composition d'une pâte pour faire des dents artificielles qui, selon lui, ne jaunissaient jamais. C'était « de la belle cire blanche, fondue avec un peu de gomme élémi, où l'on ajoute une poudre de mastic blanc, de corail et de perles. »

Quoi qu'il en soit, on peut dire avec Re-
gnard :

« L'autre de faux cheveux compose sa coiffure;
« Cet autre a de ses dents bâti l'architecture.

III

DES DENTISTES

Des dentistes

Dentiste est un mot moderne. Nos pères, qui ne cherchaient pas de périphrases pour exprimer leur pensée, disaient tout simplement, en parlant du praticien voué aux soins de la bouche : un arracheur de dents.

L'origine des arracheurs de dents se perd dans la nuit des temps. Néanmoins, ce n'est qu'au XIIIᵉ siècle qu'on voit, en France, les opérateurs ambulants parcourir, sous le nom de *Mires*, les villes et les campagnes porteurs de recettes destinées à guérir non-seulement le mal de dents, mais une foule d'autres maladies non moins fâcheuses.

C'était surtout les herbes de la Saint-Jean qui étaient le plus en honneur, et l'extraction des dents le moyen le plus expéditif.

Mais ces commencements de la profession du dentiste sont encore bien indécis, et, loin d'être nettement accusés, il nous faut arriver au XVII° siècle pour trouver l'arracheur de dents en pleine possession de la faveur publique; il paye patente pour exercer librement son art, et, à Paris, il se plante fièrement au beau milieu du Pont-Neuf.

> Pont-Neuf, ordinaire théâtre
> Des vendeurs d'onguents et d'emplâtres,
> Séjour des arracheurs de dents,
> D'opérateurs et de chymiques...

Il y en avait de toutes espèces; les uns portaient tout simplement leurs petites boîtes à onguents sous le bras et priaient humblement les pauvres et les souffreteux de s'approcher d'eux. — C'était les obscurs, mais ceux dont le nom était connu de tous, ceux qui traînaient à leur suite une troupe de farceurs et de comédiens, amusaient le peuple par leurs lazzis et leurs parades, l'éblouissaient par leur pompeux attirail et lui en imposaient par leur aplomb.

Les opérateurs italiens jouissaient d'une grande réputation. Aussi nombre d'arracheurs de dents, nés sur les bords de la Seine ou de la Garonne, ne trouvaient-ils rien de mieux que de s'habiller, selon la mode de Pergame ou de Venise, d'ajouter un *i* à la fin de leur nom et de s'annoncer impudemment comme arrivant tout droit d'Italie pour guérir les mâchoires françaises endolories. — Ecoutons ce boniment d'un des plus fameux de l'époque :

— Viens ça, dis, mon cheval, pourquoi est-ce que nous venons en cette place ? Si tu savais parler, tu me répondrais que c'est pour faire service aux honnêtes gens. Mais, ce me dira quelqu'un, gentilhomme italien, à quoi est-ce que tu peux nous servir ? A vous arracher les dents, messieurs, sans vous faire aucune douleur, et à vous en remettre d'autres, avec lesquelles vous pourrez manger comme avec les naturelles. Et avec quoi les ôtes-tu ? avec la pointe d'une épée ? — Non, messieurs, cela est trop vieil : c'est avec ce que je tiens dans la main. — Eh que tiens-tu dans ta main, seigneur italien ? — La bride de mon cheval. Je guéris les soldats par fantaisie, les

pauvres pour l'amour de Dieu, et les riches
pour de l'argent. Voyez ce que c'est que d'a-
voir une dent gâtée, viciée et corrompue, et
à quoi cela nuit; vous irez recommander un
procès chez un sénateur; penserez-vous parler à lui? Il se détournera et dira : Ah ! la putréfaction ! tirez-vous de là, mon ami, que
vous sentez mauvais! » Ainsi il ne vous en-
tendra point, et votre cause sera perdue.

Mais, vous me direz :—N'as-tu point quelque autre remède ? — Oui-dà, j'ai une pom-
made pour blanchir le teint...

Ces paroles disposent favorablement l'au-
ditoire, mais l'habile opérateur ne s'en tient
pas là—il appuie son dire par un exemple, et
arrache à un gueux six dents qu'il avait eu
soin de lui ajuster auparavant, et ledit gueux,
en guise de sang, crache de la teinture rouge
qu'il tenait dans sa bouche !

L'un des plus illustres arracheurs de dents
du XVIII° siècle fut le fameux Hieronymo,
antrement dit l'*Orvietan*. Il touchait la dent de
ses deux doigts, dit un de ses admirateurs, au
bout de l'un desquels il mettait subtilement,
en babillant, un peu de poudre narcotique
ou stupéfactoire pour endormir ou engourdir

la partie, afin de la rendre stupide et sans aucun sentiment; et, à l'autre doigt, il mettait une poudre merveilleusement caustique, laquelle était d'opération si soudaine qu'en un moment elle faisait escarre et ouverture en la gencive, déchaussant et déracinant tellement la dent, qu'aussitôt qu'il la touchait de ses deux doigts seulement il l'arrachait, et quelquefois elle tombait sans y toucher.

Aussi ne fut-ce pas contre lui que fut dirigé ce quatrain, mais contre le grand Thomas, célèbre empirique qui avait établi le centre de ses opérations tout près du cheval de bronze du Pont-Neuf :

Grand Thomas avec son panache
Est la perle des charlatans.
Il vous guérit le mal de dents.
Quand il vous les arrache.

Thomas était philanthrope et bon Français. On lit dans les nouvelles à la main de Renaudot, à la date du 30 novembre 1728 : « Le grand Thomas, voulant témoigner sa joie sur le rétablissement de Sa Majesté, a arraché gratis, pendant trois jours, les dents au public sur le Pont-Neuf, et il a été dans les prisons et les hôpitaux les arracher gratis.

Thomas peut être considéré comme le plus fameux des arracheurs de dents en plein vent. Il eut des imitateurs, mais non de véritables successeurs.

L'auteur des *Spectacles populaires*, M. Victor Fournel, a consacré plusieurs pages fort intéressantes à l'opérateur Cormier, qui était venu s'établir, vers 1630, sur le bout du Pont-Neuf qui regarde la porte Dauphine. C'est lui qui avait fait marché, avec le poète Sibus — poète famélique s'il en fût, à qui les dents ne servaient réellement guère, — pour que celui-ci se laissât arracher deux dents en public moyennant dix sols.

Voici comment la chose se fit :

« Le charlatan, ayant expliqué l'utilité de sa poudre, on croyait qu'il allait en faire l'expérience, quand il changea tout à coup de discours pour tenir toujours son monde d'autant plus en haleine, et se mit à faire une digression sur l'expérience qu'il avait acquise par ses voyages à tirer les dents sans faire aucune douleur. Il n'eut pas plutôt achevé la parole qu'on ouït sortir du milieu de la foule la voix d'un homme qui disait :

— Pardieu ! je voudrais qu'il m'eût coûté dix

pistoles et que ce qu'il dit fût vrai. Il y a plus d'un mois que je ne dors ni nuit ni jour, non plus qu'une âme damnée.

Cette voix était celle du poète, qui prenait cette occasion pour paraître, ainsi qu'il avait été accordé entre eux.

Le charlatan lui dit qu'il fallait donc qu'il eût quelque dent gâtée et qu'il s'approchât. Et pour ce que Sibus feignait d'en faire quelque difficulté.

— Approchez, vous dis-je, réitéra le fin matois, notre vue ne vous coûtera rien. Je ne sommes pas si guiable que je sommes noir; s'il n'y a point de mal, je n'y en mettrons pas.

Notre homme s'avança donc, et l'autre lui ayant fait ouvrir la bouche et lui ayant longtemps farfouillé dedans, lui dit qu'il ne s'étonnait pas s'il ne pouvait dormir; qu'il avait deux dents gâtées, et que s'il n'y prenait pas garde de bonne heure, il courait fortune de les perdre toutes. Après plusieurs autres cérémonies que je passerai sous silence, Sibus le pria de les lui arracher; mais quand ce fut tout de bon, quelque propos qu'il eût fait de gagner ses dix sols de bonne grâce, la douleur qu'il sentait était si forte qu'elle lui faisait à tous moments oublier sa résolution.

Il se roidissait contre son charlatan, il s'écriait, reculant la tête en arrière, puis quand l'autre avait été contraint de lâcher :

— Ouf ! continuait-il portant la main à sa bouche et crachant le sang, ouf ! il ne m'a point fait de mal.

C'était donc un spectacle assez extraordinaire de voir un homme, les larmes aux yeux, vomissant le sang par la bouche, s'écriant comme un perdu, protester néanmoins en même temps que celui qui le mettait en cet état et le faisait plaindre de la sorte ne lui faisait aucune douleur.

Aussi, malgré le marché conclu, Cormier ne lui arracha-t-il qu'une seule dent. Le poète fut fort aise de se voir quitte à si bon compte. Mais, lorsqu'il se rendit le soir chez son homme pour toucher son salaire, celui-ci le lui refusa net, alléguant certaines conditions qui n'avaient pas été tenues, et que ses cris l'avaient forcé de s'arrêter à la première dent.

Là-dessus, grande querelle : le poète, enragé de perdre le fruit de son martyre, se plaint que le charlatan lui a arraché une gencive et l'appelle bourreau; mais celui-ci s'en moque, et répond en riant que de bons témoins lui ont entendu dire à lui-même qu'il n'avait point de mal.

Par bonheur, l'auteur de l'histoire vint alors à passer, et, pour consoler le pauvre homme, il l'emmena dîner chez lui avec les dents qui lui restaient.

Jusqu'à nos jours on a vu des arracheurs de dents, et, sur les places des villages, ils continuent à vendre des opiacées inoffensives et à extraire les dents sans douleur... pour eux, à l'instar de Bilboquet.

Quant aux dentistes des villes, gens d'étude et de savoir pour la plupart, ils ont depuis longtemps rompu avec cette tradition barbare du passé, qui ne connaissait que l'application du *baume d'acier* pour guérir le mal de dents, et mettent tous leurs efforts à conserver, par des soins préservatifs, les dents malades qui, susceptibles d'altération ou de maladie, comme tous les autres organes du genre humain, peuvent être ramenées à la santé.

Pour être un bon dentiste, a dit Fournier, il faut être naturellement doué de beaucoup d'adresse et avoir fait les mêmes études élémentaires que celui qui veut exercer la chirurgie proprement dite.

Lorsque le dentiste n'est qu'un empirique qui arrache les dents, les nettoie et les plombe, ainsi qu'il l'a vu faire, il ne mérite ni la qualification de chirurgien, ni celle de dentiste.

L'art du dentiste a fait de grands progrès depuis 1814, surtout pour la pose des dents artificielles qu'on substitue à celles dont on a été obligé de faire l'extraction; d'habiles praticiens sont parvenus à remplacer les dents absentes ou extraites, par des pièces anatomiques dont l'œil le plus exercé a peine à constater l'existence dans une bouche souriante, et dont l'emploi a été rendu si facile et si simple qu'il ne nécessite que des soins de propreté.

Nous disions, au commencement de ce petit travail, qu'on était étonné du peu de soin qu'on prend en général des dents. Cependant le reproche qu'on peut adresser, à ce sujet, aux gens qui négligent de veiller à la conservation de leurs dents, est plutôt encouru par les gens des campagnes que des villes, et à Paris, il faut le reconnaître, les soins de la

bouche tendent chaque jour à généraliser.
Un écrivain, Laurent, a dit avec raison :

« Il suffit d'entrer dans un cabinet de toilette et de jeter un simple coup d'œil sur les moyens appropriés au nettoiement des dents pour être convaincu des progrès du luxe et de la superfluité, même dans cette branche de l'industrie de l'homme. »

C'est la vérité.

Toutefois, il en est des soins hygiéniques de la bouche comme de ceux du reste du corps; il faut se garder de l'excès, et surtout éviter que des pratiques nuisibles ou des ingrédients d'un emploi dangereux ne viennent altérer les dents, au lieu de les préserver. — Mais nous ne faisons point ici un cours dentaire, nous avons voulu seulement consigner quelques faits résultant d'études et d'observations recueillies çà et là, en attendant que nous donnions au public un livre spécial, et dans lequel se trouveront des conseils dictés par l'expérience.

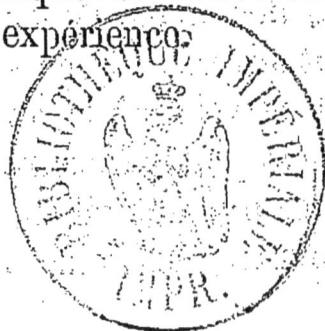

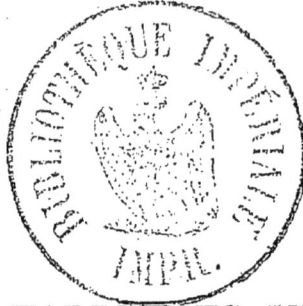

TABLE DES MATIÈRES

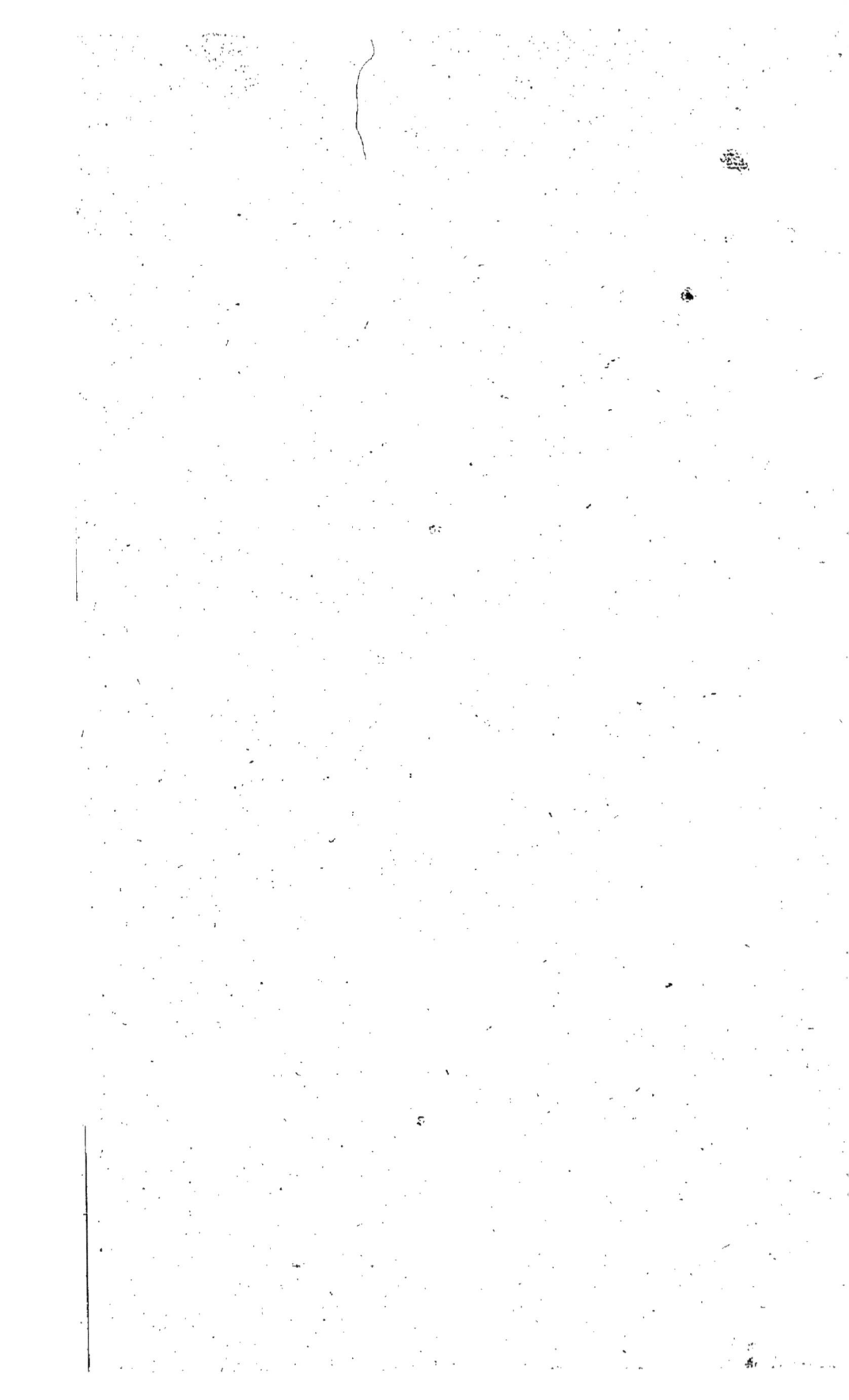

www.ingramcontent.com/pod-product-compliance
Lightning Source LLC
Chambersburg PA
CBHW050526210326
41520CB00012B/2453